AF476387

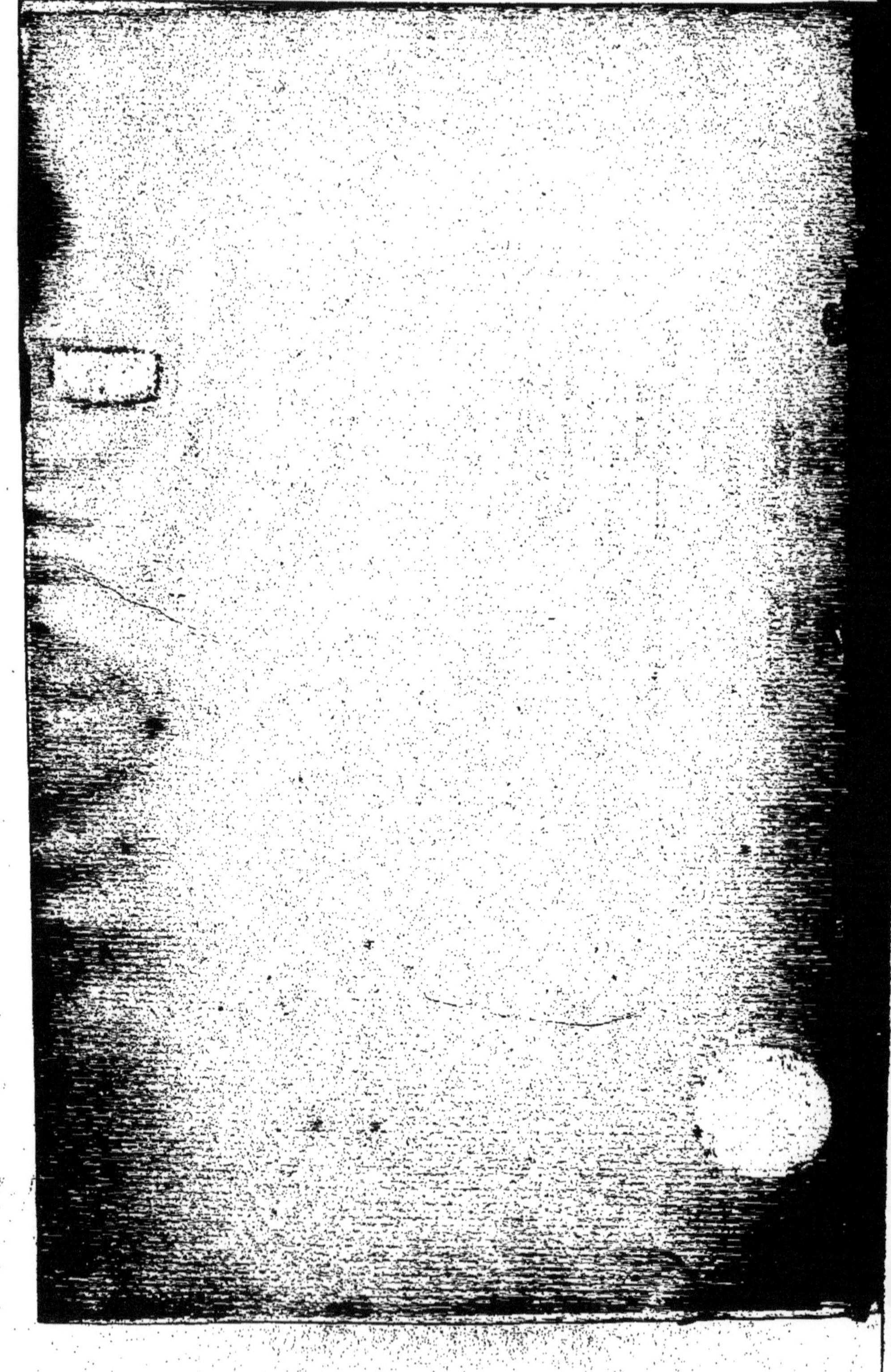

PUBLICATIONS DE *L'ÉCHO MÉDICAL*

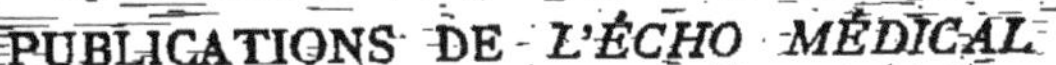

NOTES

SUR LA

PARALYSIE ET L'ATROPHIE MUSCULAIRES

CONSÉCUTIVES A L'ARTHRITE

Mémoire couronné par la Société de Médecine, de Chirurgie et de Pharmacie de Toulouse (MÉDAILLE D'ARGENT)

PAR

M. le Dr SAINT-AGNÈS

Ancien interne des hôpitaux.

TOULOUSE
AUX BUREAUX DE *L'ÉCHO MÉDICAL*
6, RUE SAINT-ANTOINE-DU-T., 6
1890

PUBLICATIONS DE *L'ÉCHO MÉDICAL*

NOTES

SUR LA

PARALYSIE ET L'ATROPHIE MUSCULAIRES

CONSÉCUTIVES A L'ARTHRITE

Mémoire couronné par la Société de Médecine, de Chirurgie et de Pharmacie de Toulouse (Médaille d'Argent)

PAR

M. le Dr SAINT-AGNÈS

Ancien interne des hôpitaux.

TOULOUSE
AUX BUREAUX DE L'*ÉCHO MÉDICAL*
6, RUE SAINT-ANTOINE-DU-T, 6

1890

[illegible]

[illegible]

[illegible]

[illegible]
[illegible]
[illegible]
[illegible]

NOTES SUR LA PARALYSIE

ET

L'ATROPHIE MUSCULAIRES CONSÉCUTIVES A L'ARTHRITE

L'atrophie rapide et précoce des groupes musculaires qui entourent une articulation enflammée est un phénomène fréquent et dont l'interprétation pathogénique offre un grand intérêt. Mon attention a été attirée depuis longtemps sur ce point, et j'avais eu l'occasion de m'occuper de faits analogues dans ma thèse de doctorat (1). Depuis cette époque, j'ai pu dans ma clientèle recueillir des faits remplis d'intérêt, où l'atrophie musculaire, à la suite d'arthrites, avait été rapide. Toujours le traitement par l'électrisation a été suivi de bons résultats et a amené une guérison rapide. Le récit de ces faits est l'objet du présent travail.

OBSERVATION I. — *Arthrite rhumatismale du genou.*

F......, âgé de 34 ans, homme de peine, robuste, de bonne constitution. Pas d'antécédents.

Ce malade fut pris, dans les derniers jours de septembre 1888, d'une attaque de rhumatisme généralisé qui ne tarda pas à se localiser dans le genou droit avec beaucoup d'intensité. Je fus appelé à lui donner mes soins trois jours après que cette articulation fut prise. Le malade a peu

(1) *Contribution à l'étude de l'Etiologie de la luxatio dans la coxalgie,* thèse de Paris, 1885.

de fièvre mais a son membre inférieur droit allongé et dans l'immobilité absolue ; le moindre mouvement réveille la douleur.

Le genou droit comparé au gauche est augmenté de volume ; il forme une tumeur arrondie, un peu fluctuante. La rotule est soulevée par un épanchement abondant. Le toucher est douloureux. La température est augmentée au niveau de l'articulation.

Je fis appliquer deux vésicatoires en fer à cheval, contournant la rotule, et traitai le rhumatisme par le salicylate de soude. Ce traitement amena une amélioration passagère ; je fus obligé de revenir, huit jours après, à une seconde application de vésicatoires qui produisirent en grande partie la résolution de l'épanchement.

Il restait cependant une douleur assez vive par la pression au niveau du condyle interne du fémur, et un léger épanchement permettait encore d'obtenir le choc rotulien. Badigeonnages à la teinture d'iode.

Vers le 20 octobre, toute trace d'inflammation paraît avoir disparue. La peau qui recouvre l'article n'a pas subi de modification ; elle n'est pas épaissie, il n'existe pas de pannicule adipeux, elle est mobile.

En examinant comparativement les deux membres, on est frappé par l'amaigrissement de la cuisse droite qui est étalée, aplatie, dépourvue de saillies musculaires. L'atrophie est surtout marquée au niveau du droit antérieur et du vaste interne qui permettent à la main de saisir facilement le fémur.

Le malade ne peut soulever qu'incomplètement son membre droit et ne peut le tenir en l'air. Les mouvements volontaires de flexion sont imparfaits et la marche rendue impossible. Dans la station debout, la rotule est assez mobile et l'on peut lui imprimer des mouvements de latéralité.

La mensuration des deux membres faite le 22 octobre donne :

			Côté sain.	Côté malade
Circonférence de la cuisse à la partie supérieure....			47.3	43.5
—	—	à 0,20 c. de la rotule.....	45	42.7
—	—	à 0,10 c. au-dessus de la rotule.....	36	33.2
—	de la jambe à la partie moyenne.....		30	29
—	—	au tiers inférieur........	26	25.3

A l'exploration électrique, on constate que la contractilité musculaire a subi une diminution sensible.

La faradisation donne lieu à des contractions très faibles du triceps droit, alors que pour le triceps gauche on obtient des contractions assez marquées et plus promptes.

Les muscles de la partie postérieure de la cuisse n'offrent qu'une légère différence avec les muscles correspondants du côté opposé.

L'excitation galvanique donne les mêmes résultats.

Les muscles de la jambe présentent également une légère différence dans leur exploration électrique.

Je conseille au malade de se faire masser tous les soirs, et le soumets à deux séances d'électricité par jour, l'une par les courants induits, l'autre par les courants voltaïques.

Après douze jours de ce traitement, le malade, qui s'était trouvé mieux dès le quatrième jour, peut lever sa jambe, la tenir en l'air, mais il est encore obligé de s'aider avec ses mains pour tendre entièrement le membre droit. Il peut marcher plus facilement, sans cependant faire de grands pas et gravit plus facilement les marches de son escalier qu'il ne les descend. Au palper, on trouve que la cuisse droite a repris sa consistance normale et que les muscles ont augmenté de volume.

La mensuration comparative faite le 6 novembre, donne les résultats suivants :

	Côté sain.	Côté malade.
Circonférence de la cuisse à la partie supérieure....	47.3	46
— — à 0.20 c. de la rotule.....	45	44
— — à 0,10 c. de la rotule.....	36	35.1
— de la jambe partie moyenne........	30	30
— — au tiers inférieur........	26	25.7

L'exploration électrique des deux membres ne permet de constater aucune différence appréciable.

Peu à peu les muscles ont récupéré leur force et leurs fonctions, et le 1er décembre, F..... a pu reprendre son travail.

OBSERVATION II. — *Arthrite blennorhagique du coude.*

Mme P..., tailleuse, 24 ans, bonne constitution, réglée à 14 ans, n'a jamais eu de douleurs rhumatismales; elle a eu seulement la fièvre typhoïde à l'âge de 18 ans.

Appelé le 25 août 1886 auprès de cette malade, en l'absence de M. le Dr André, Mme P... me raconte que depuis huit jours elle souffre d'une vive douleur au niveau du coude droit Croyant à une affection rhumatismale, elle avait eu recours à des cataplasmes et à des frictions avec de l'huile de camomille camphrée.

Le bras et l'avant-bras sont dans la demi-flexion; l'articulation du coude est rouge, chaude, très tuméfiée ; l'avant-bras et la face dorsale de la main œdématiés, le gonflement remonte jusqu'à moitié bras. Tout mouvement est impossible tant la douleur est vive.

En interrogeant la malade, j'apprends que depuis environ trois semaines elle a des pertes blanches et qu'elle souffre chaque fois qu'elle est obligée d'uriner. A l'examen, on reconnait une vaginite assez intense. Je prescris des injections antiseptiques, et l'application de six sangsues sur les parties latérales et postérieures de l'articulation. Le lendemain, frictions avec l'onguent mercuriel belladoné. Les phénomènes inflammatoires diminuèrent rapidement, mais les mouvements de l'articulation restaient douloureux et très limités. J'ordonnai des bains locaux prolongés dans une solution phéniquée au centième.

Le 10 septembre, toute trace d'inflammation a disparu, néanmoins le membre est toujours dans la demi-flexion ; les mouvements de flexion et d'extension que l'on peut communiquer à l'avant-bras sur le bras sont à peine sensibles et la malade a de la peine à mouvoir ses doigts. Les mouvements de l'épaule sont normaux, sauf le mouvement d'élévation du bras qui ne se fait qu'avec difficulté.

Le 18 septembre, je revois Mme P..., avec M. le Dr André qui conseille d'appliquer des pointes de feu au pourtour de l'articulation. Cette révulsion eut pour effet de rendre les mouvements de flexion et d'extension un peu plus étendus. Le frottement des surfaces articulaires était notable. En examinant comparativement les deux membres on constate une différence dans leur volume.

La mensuration pratiquée le 9 octobre a donné les résultats suivants :

	Côté sain.	Côté malade.
Circonférence du bras à la partie supérieure....	23 8	22
— — à la partie moyenne......	23.6	22.2
— — à 0,10 c. au-dessus du pli du coude..................	23.5	23
— à la partie moyenne de l'avant-bras.	21.3	20

La malade peut remuer la main, mais les mouvements volontaires d'extension et de flexion de l'avant-bras sur le bras sont à peu près nuls et les mouvements communiqués sont très limités. A l'exploration électrique, les contractions musculaires sont moindres et plus en retard pour le membre malade que pour le membre sain. La différence est surtout sensible pour le muscle triceps. Les muscles des avant-bras et les deux deltoïdes n'offrent qu'une légère différence. — Electrisation par les courants induits et les courants continus, deux séances par jour, — les bains antiseptiques prolongés sont continués.

Sous l'influence de ce traitement les mouvements deviennent de plus en plus faciles; le membre reprend son volume, si bien que fin octobre les résultats sont les suivants :

Les mouvements volontaires sont faciles, d'assez grande étendue; la flexion se fait en entier; l'extension n'est pas complète; l'avant-bras forme, avec le prolongement de l'axe du bras, un angle de 15°. L'articulation paraît normale. Les tissus n'offrent rien de particulier.

La mensuration donne :

	Côté sain.	Côté malade.
Circonférence du bras à la partie supérieure	23.8	23.2
— — à la partie moyenne.	23.6	23.1
— — à 0,10 c. au-dessus du pli de l'articulation...........	23.5	23.2
— à la partie moyenne de l'avant-bras.	21.3	20.9

Dans le courant de novembre, la malade a pu reprendre son travail de tailleuse; elle est arrivée en s'électrisant de temps en temps elle-même et en s'aidant de l'autre main, au début, à accomplir en entier les mouvements d'extension et de flexion. J'ai revu en décembre Mme P..., qui me dit pouvoir travailler comme par le passé.

OBSERVATION III. — *Arthrite rhumatismale de l'épaule.*

Mme B..., âgée de 28 ans, sans antécédents, me fait appeler dans les premiers jours d'octobre 1889. Elle est atteinte d'un rhumatisme articulaire de l'épaule droite.

La région est tuméfiée, douloureuse, et présente tous les signes de l'épanchement. La malade est dans l'impossibilité de faire le moindre mouvement du bras sans éprouver de vives douleurs. L'avant-bras est légèrement fléchi sur le bras ; elle peut se servir de sa main, mais l'avant-bras ne peut accomplir aucun mouvement volontaire, si ce n'est ceux d'abduction et d'adduction et encore peu étendus : — vésicatoires, salicylate de soude; l'épanchement se résorbe peu à peu.

Le 26 octobre, la malade ne peut encore lever le bras; cependant, elle peut lui faire exécuter des mouvements, peu étendus d'abduction et d'adduction, le porter en avant, mais il lui est impossible d'agrafer sa robe, de porter la main à la tête.

Les mouvements de l'articulation donnent lieu à quelques froissements qui disparaissent à la suite de badigeonnages à la teinture d'iode.

En examinant l'articulation, on trouve le deltoïde atrophié, la tête humérale est facilement saisie au-dessous de l'acromion qui fait une légère saillie.

Le bras a aussi subi des modifications de volume et de consistance ; la mensuration faite le 28 octobre donne :

	Côté sain	Côté malade
Circonférence du bras passant au niveau du bord inférieur du grand pectoral à 0,05 c. au-dessous de l'acromion........	29	26.1
Circonférence du bras passant à 0,12 c. au-dessus du pli du coude........	24	23
Circonférence de l'avant-bras passant à 0,08 c. au dessus du pli du coude........	21	20.8

A l'exploration électrique, l'électrisation voltaïque et l'électrisation faradique donnent un retard et une diminution dans l'intensité des contractions du deltoïde droit par rapport au deltoïde gauche. Pour les autres muscles du bras et de l'avant-bras droit, on ne constate aucune différence appréciable.

La malade est soumise à l'action des courants continus et interrompus (deux séances par jour), et on pratique le massage de l'article.

Au bout de trois semaines, la malade peut s'habiller, se coiffer et accomplir tous les mouvements sans difficulté. L'articulation parait indemne, le deltoïde a repris sa consistance, son volume, et on ne peut saisir que difficilement la tête humérale ; la saillie que faisait l'acromion n'existe plus.

La mensuration faite le 18 décembre donne :

	Côté sain	Côté malade
Circonférence du bras passant au niveau du bord inférieur du grand pectoral à 0,05 c. au-dessous de l'acromion......	29	28.8
Circonférence du bras passant à 0,12 c. au-dessus du pli du coude..............................	24	24
Circonférence de l'avant-bras passant à 0,08 c. du pli du coude......................................	21	21

L'exploration électrique des deux deltoïdes ne donne pas de différence notable.

La malade reprend peu à peu ses occupations, et quelques jours plus tard, elle travaille comme par le passé.

Observation IV. — *Arthrite fongueuse du poignet droit.*

Mme L... âgée de 22 ans, bonne constitution, a accouché le 20 mars 1887, d'un enfant venu à terme et bien portant. Le 16 avril, ayant voulu laver du linge, elle fut prise tout à coup d'une douleur aiguë au niveau du poignet droit en même temps que d'une fièvre assez intense. Croyant à une simple douleur rhumatismale, elle appliqua des cataplasmes pendant quatre jours; n'obtenant aucun soulagement, elle me fit appeler.

L'articulation est le siège d'une tuméfaction uniforme ; le gonflement occupe les faces postérieure et antérieure de l'article, ainsi que la face dorsale de la main.

Les mouvements du poignet sont impossibles ; la main est dans l'extension, et le moindre mouvement ne s'accomplit qu'avec des douleurs intenses. La douleur paraît localisée à l'articulation radio-carpienne et à la face dorsale de la main ; la pression est très douloureuse.

Je conseille des bains antiseptiques prolongés dans une solution phéniquée à 1/100. — Formation du pus qui vient se faire jour à la face dorsale de la main et au niveau des apophyses styloïdes du radius et du cubitus, la malade ayant refusé l'intervention du bistouri.

La main et l'avant-bras reposent sur une palette, la main dans une flexion légère, à cause de la douleur occasionnée par l'extension complète; pansements à l'iodoforme.

Un mois et demi après, dans les premiers jours de mai, les trajets fistuleux sont fermés et la peau adhère à leur niveau ; les extrémités radio-cubitale sont gonflées et les gaînes tendineuses de la région dorsale empâtées. Peu de douleur à la pression. Les doigts sont effilés, aplatis.

Les mouvements volontaires de l'articulation radio-carpienne sont impossibles; les mouvements communiqués d'adduction, d'abduction, de flexion et d'extension, sont à peu près nuls et deviennent douloureux si l'on insiste. C'est à peine si la malade peut amener les doigts dans la demi-flexion.

En examinant le bras et l'avant-bras, on constate un amaigrissement notable, surtout pour l'avant-bras où les muscles sont flasques, atrophiés.

La mensuration faite le 10 mai donne :

	Côté sain	Côté malade
Circonférence du bras passant par la partie moyenne	23,2	22,6
Circonférence de l'avant-bras passant à 0,08 c. du pli du coude	20	18.6
Circonférence de l'avant-bras passant à 0,15 c. du pli du coude	19.5	17

L'exploration électrique donne un retard et une diminution dans les contractions des extenseurs de l'avant-bras droit par rapport aux extenseurs de l'avant-bras gauche. Pour les autres muscles de l'avant-bras et du bras, la différence obtenue par comparaison est peu marquée. Je laissai l'avant-bras et la main en extension complète des doigts, dans l'immobilité. La malade guérit avec une ankylose de l'articulation radio-carpienne et une légère déviation cubitale de la main.

La malade fut soumise pendant quelques jours aux deux sortes de courants électriques, mais sans grand bénéfice pour le mouvement de l'article.

Le 8 juin, la mensuration donne :

	Côté sain	Côté malade
Circonférence du bras passant par la partie moyenne	23.2	23
Circonférence de l'avant-bras passant à 0,08 c. du pli du coude	20	19.2
Circonférence de l'avant-bras passant à 0,15 c. du pli du coude	19.5	18

Depuis, j'ai revu Mme L.. ; il existe toujours une certaine atrophie des muscles de l'avant-bras droit qui me paraît devoir être attribuée à la terminaison par ankylose de son arthrite.

Observation V. — *Hydarthrose du genou droit.*

M. E..., officier, âgé de 28 ans, a toujours joui d'une bonne santé, pas d'antécédents.

Pendant les grandes manœuvres, le 14 septembre 1889, M. E... est pris, en voulant se relever, après une halte, d'une violente douleur au côté externe de l'articulation du genou droit et il lui est impossible de marcher.

Transporté à Toulouse, il est obligé de s'aliter. Trois jours après, on constate un épanchement articulaire qui nécessite l'application de vésicatoires et de badigeonnages à la teinture d'iode.

Impossibilité de faire le moindre mouvement volontaire, si ce n'est un léger mouvement de flexion de la jambe. Au bout de quinze jours, M. E... remarque non sans étonnement que la cuisse droite a diminué de volume.

Le 25 octobre, l'épanchement a presque disparu ; mais on note une légère contracture des fléchisseurs, et le malade entre à l'hôpital militaire.

Pour lutter contre cette contracture des fléchisseurs, on appliqua au pied malade un contre poids de 3 kil. 500 gr., puis un appareil plâtré.

M. E... est sorti dans les premiers jours de février.

L'articulation ne présente aucune trace d'inflammation.

L'extension et la flexion complètes ne peuvent se faire ; le malade ne peut accomplir de longues marches ; il monte avec un peu de difficulté les marches d'un escalier et les descend avec beaucoup de gêne.

L'atrophie de la cuisse et de la jambe est assez prononcée.

La mensuration faite le 15 février donne :

	Côté sain	Côté malade
Circonférence de la cuisse à la partie supérieure....	50.5	49
— — à 0,20 c. au-dessus de la rotule................	46	43
— — à 0,10 c. au-dessus de la rotule................	39	36
— de la jambe à 0,15 c. au-dessous de la rotule................	34.5	33.6
— — au tiers inférieur......	26	25

L'exploration électrique montre du retard et de la faiblesse dans les contractions du triceps droit. Pour les autres muscles, l'exploration dans les deux membres donne une différence en moins pour le membre droit.

Le traitement par l'électricité et le massage produisent, après douze jours, une augmentation notable du volume des muscles de la cuisse et de la jambe.

La mensuration faite le 27 février donne :

	Côté sain	Côté malade
Circonférence de la cuisse à la partie supérieure....	50.5	50
— — à 0.20 c. au-dessus de la rotule................	46	45
— — à 0,10 c. de la rotule....	39	37.9
— de la jambe à 0,15 c. de la rotule....	34.5	34
— — au tiers inférieur......	26	25.8

En mars, le malade marche comme par le passé. Les mouvements d'extension et de flexion sont presque complets ; M. E... monte facilement les marches de l'escalier mais éprouve encore de la difficulté pour les descendre. Il se tient facilement sur le membre malade.

Comme on le voit d'après ces observations, toute arthrite, de quelque nature qu'elle soit et quel que soit son siège, retentit d'une façon plus ou moins notable sur le système musculaire. Une arthrite se déclarant, on voit survenir rapidement, dans quelques-uns des muscles destinés à la jointure affectée, des modifications dont les principales sont une paralysie plus ou moins complète, quelquefois même complète, puis bientôt, ou plutôt concomitante, une atrophie progressive des mêmes muscles.

Paralysie musculaire. — Hunter, en 1816, est le premier qui ait noté cette relation existant entre l'articulation malade et les muscles qui sont chargés de la faire mouvoir. Il admettait qu'il y avait là un effet de sympathie : « Les muscles ont conscience, dit-il, que les parties malades ne peuvent pas répondre aux actions musculaires et ils s'immobilisent pour immobiliser l'articulation en souffrance. C'est un des phénomènes du corps vivant qui ont le plus de ressemblance avec le discernement de la raison humaine. » « Si la maladie n'est que temporaire, ajoute-t-il, les muscles ne s'atrophient point parce qu'ils ont la conscience que les parties se rétabliront. » « Si l'articulation se rétablit, l'énergie des muscles se rétablit en proportion ; le premier signe de la guérison d'une articulation, c'est l'augmentation de volume des muscles. »

Hunter signale aussi la paralysie des muscles alors que l'atrophie n'est pas manifeste : « L'esprit, dit-il, perd aussi son influence sur les muscles, car la volonté n'a aucun pouvoir sur eux, tandis que les parties qu'ils meuvent sont impropres au mouvement, et cela alors même que les muscles ne sont pas atrophiés. »

En 1872 (*Bulletin de la Société anatomique*), M. le professeur Verneuil a signalé le cas d'un rhumatisme du genou dans lequel survint une paralysie presque complète du triceps, rendant la marche à peu près impossible. Duchenne (de Boulogne), Lefort, citent des cas de paralysies musculaires complètes survenues peu de temps après le début d'arthrites, alors même que l'atrophie était à peine apparente dans ces muscles.

La paralysie peut être complète ou incomplète. La paralysie complète est assez rare et doit dépendre de l'intensité de la lésion articulaire et de son ancienneté. Elle se manifeste dès le début de l'arthrite avec plus ou moins d'intensité ; elle est indépendante de la volonté du malade. C'est une paralysie véritable. On a invoqué la crainte qu'a le malade de réveiller les douleurs en essayant de mouvoir l'articulation ; comment expliquer alors la paralysie quand tout phénomène inflammatoire a disparu et que le malade est dans l'impossibilité de faire accomplir à ses muscles des mouvements volontaires.

La paralysie ne doit pas être considérée comme une conséquence de l'atrophie, puisque l'atrophie ne se produit que progressivement et qu'elle ne survient, comme le prouvent les mensurations, qu'un certain temps après l'apparition de la paralysie. Il est facile par l'exploration électrique de se rendre compte de la paralysie de certains muscles de l'articulation malade en comparant les résultats obtenus avec ceux obtenus avec le même procédé pour les muscles correspondants du côté opposé.

Atrophie. — La nature de l'affection articulaire ne paraît pas exercer d'influence bien manifeste sur la production même de l'atrophie; l'intensité des phénomènes inflammatoires paraîtrait plutôt agir, et l'importance de l'atrophie et de la paralysie seraient en rapport des lésions de l'article et de leur ancienneté.

Il est une chose certaine, c'est la coexistence de l'arthrite et de l'atrophie.

L'atrophie est un accident de début comme la paralysie; l'un n'existe pas sans l'autre. Quelques jours après l'inflammation de l'article on peut constater par la mensuration la différence qui existe entre les muscles correspondants du côté sain et du côté malade.

L'atrophie porte d'habitude sur les muscles plus spécialement destinés à la jointure ou muscles les plus articulaires. D'après de nombreuses observations, on peut dire que ce sont les extenseurs qui sont les premiers et le plus profondément atteints. Dans le cas d'arthrite du genou, c'est le triceps qui est surtout le plus pris; dans l'arthrite scapulo-humérale, c'est le deltoïde ; dans celle du coude, c'est le triceps, et, enfin, dans celle du poignet, ce sont les extenseurs.

Nos observations sont d'accord avec la théorie qui veut que ce soient les extenseurs qui soient atrophiés de préférence aux autres groupes musculaires.

D'après le professeur allemand Lücke, *Deutsche Zeit, f. chir.*, t. XVIII, p. 140, 1885, si les extenseurs sont atteints d'atrophie, de préférence aux autres muscles, cela tiendrait à des troubles vaso-moteurs qui surviendraient plus rapidement qu'ailleurs dans ces muscles déjà pauvres en vaisseaux Le fait n'est pas démontré.

Quelquefois l'atrophie frappe des muscles qui n'ont aucun rapport avec l'articulation malade: ainsi, dans l'arthrite du poignet nous notons une différence dans la mensuration des deux bras; de même pour l'avant-bras droit et l'avant-bras gauche qui offrent une différence dans la mensuration à la suite de l'arthrite scapulo-humérale. L'atrophie porte aussi sur la totalité du muscle; quelle que soit l'époque à laquelle on pratique la mensuration, on constate une diminution de volume aussi accentuée à sa partie supérieure qu'à sa partie inférieure.

La marche de l'atrophie est progressive, elle s'accroît de jour en jour et persiste le plus souvent après la guérison de l'arthrite.

Il est des cas, cependant, où l'atrophie et la paralysie ont une durée passagère, cela paraît tenir à ce que l'arthrite est légère et sa guérison rapide. Lorsque l'atrophie est rapide, on doit accuser la suracuité des phénomènes inflammatoires. Quand l'arthrite se prolonge, les lésions s'étendent aux muscles voisins, et elles peuvent même envahir à la longue le membre tout entier.

Pathogénie. — Plusieurs hypothèses ont été émises pour expliquer la paralysie et l'atrophie survenant dans les cas d'arthrite.

On a rattaché ce phénomène à l'inertie fonctionnelle : le membre, dit-on, est condamné au repos par le fait de l'arthrite, dès lors les muscles ne fonctionnant plus ou fonctionnant moins qu'à l'état normal, ils s'atrophient. Si la lésion porte de préférence sur certains d'entre eux, comme le triceps crural au genou ou le deltoïde à l'épaule, cela tient à ce que ces muscles, jouissant d'une activité fonctionnelle plus grande, s'amoindrissent proportionnellement à cette dernière. — Il est facile de combattre cette théorie.

La rapidité avec laquelle surviennent les lésions atrophiques permet de rejeter l'intervention de l'inaction musculaire dans la productions de ces phénomènes.

Roux (1) pense que l'amincissement musculaire est dû à la distension des muscles par le liquide accumulé dans la jointure. Cette opinion ne saurait être admise, car l'amaigrissement des muscles peut se produire alors qu'il n'y a pas d'épanchement dans l'articulation ou que cet épanchement est à peine notable.

Sabourin (2) émet l'hypothèse suivante pour expliquer le mécanisme de l'atrophie musculaire : l'inflammation des tissus fibreux de la jointure s'est propagée de proche en proche au névrilemme des dernières ramifications nerveuses, et les nerfs étouffés sur place, pour ainsi dire, ont entraîné consécutivement l'atrophie des muscles auxquels ils sont destinés. Si cette hypothèse était fondée, l'atrophie devrait se produire lentement, envahir progressivement le muscle à partir de ses attaches et se comporter comme le processus inflammatoire dont on la suppose issue.

La marche des phénomènes et l'extrême rapidité de leur évolution s'opposent complètement à cette manière de voir, ainsi que l'examen histologique qui ne décèle aucune trace de ces lésions irritatives (3). De plus, l'arthrite frappe d'atrophie des muscles qui

(1) *Annales de chirurgie*, Paris 1848, t. XV.

(2) Thèse de Paris 1873, *De l'Atrophie musculaire.*

(3) M. le professeur Lannelongue, au sujet de la contractilité des muscles périarticulaires, a fait l'étude histologique des muscles paralysés ou parésiés après des arthropathies ; il a trouvé des fibres musculaires réduites des 2/3, mais d'ailleurs normales, peut-être plus pâles seulement qu'à l'état habituel : entre les fibres on note une prolifération conjonctive abondante qui les étouffe ; le système nerveux, le plus souvent intact, présente quelquefois de la dégénérescence graisseuse. Ces constatations anatomiques expliquent que l'on puisse

n'ont avec la jointure aucune connexion anatomique, comme les muscles du bras dans l'arthrite du poignet et les muscles de l'avant-bras dans l'arthrite scapulo-humérale.

Il s'agit donc ici d'une perturbation portant sur la nutrition même des muscles, et la seule hypothèse admissible est celle de l'atrophie réflexe formulée par Vulpian (1).

Dans cette théorie, l'on admet qu'il s'agit de phénomènes irritatifs propagés le long des cordons nerveux à la région des cornes antérieures de la moelle.

Un des exemples les plus frappants d'atrophie réflexe est celui que présente le muscle deltoïde lorsque l'articulation scapulo-humérale est le siège d'une arthrite chronique. « Doit-on considérer cette atrophie comme le résultat de l'inertie fonctionnelle imposée au muscle deltoïde par la douleur que produit toute espèce de mouvement dans la jointure malade ? Dans le cas dont il s'agit, ce seraient les extrémités des nerfs de l'articulation scapulo-humérale qui seraient irrités par l'arthrite, et qui détermineraient dans le foyer d'origine des fibres nerveuses destinées au muscle deltoïde une modification sous l'influence de laquelle s'affaiblirait l'activité des éléments anatomiques de cette partie de la substance grise de la moelle. »

L'inflammation débute par les fines ramifications nerveuses articulaires, remonte en suivant la voie nerveuse et gagne les grandes cellules motrices. Ces dernières, troublées dans leurs fonctions, traduisent l'irritation dont elles deviennent le siège par une atrophie rapide des groupes musculaires à la nutrition desquels elles président.

La paralysie et l'atrophie seraient en conséquence de nature réflexe et reconnaîtraient comme point de départ le processus inflammatoire de l'articulation.

Conclusions. — Le système musculaire éprouve le contre-coup de presque toutes les affections qui peuvent atteindre les articulations. L'influence locale que les maladies articulaires exercent

rencontrer tous les degrés entre un affaiblissement léger et une paralysie même complète. — (Lannelongue, *Revue de chirurgie*, 1883.)

M. Ollivier, dans sa thèse d'agrégation (Paris, 1869), donne l'analyse microscopique suivante. Un fragment de muscles triceps atrophié, retiré à l'aide du harpon, permet de constater les particularités suivantes : « Les fibres musculaires enlevées avaient, pour la plupart, des dimensions normales ; on n'y voyait aucune strie transversale ou longitudinale, dans quelques-unes on rencontrait un assez grand nombre de granulations pâles, peu réfringentes, de nature protéique. »

(1) *Leçons sur l'appareil vaso-moteur*, tome II, Paris, 1875.

sur la nutrition des muscles environnants destinées à mouvoir l'articulation est considérable ; elle se traduit par la paralysie et l'atrophie des muscles placés au voisinage de la jointure.

Ces lésions atrophiques engendrées par l'arthrite se manifestent tout d'abord et à un degré beaucoup plus prononcé sur les muscles articulaires.

L'atrophie et la paralysie musculaires atteignent également des muscles isolés qui n'ont aucun rapport direct avec l'articulation malade.

La paralysie apparaît avant l'atrophie ; les deux phénomènes ont une marche très rapide et se manifestent dès le début de l'arthrite.

Il y a des degrés dans la paralysie et dans l'atrophie suivant l'intensité des phénomènes inflammatoires de l'articulation.

Le muscle est envahi dans toute sa longueur ; quelle que soit l'époque à laquelle on fait la mensuration, on constate que la diminution est aussi accentuée à la partie supérieure du muscle qu'à tout autre point du même muscle.

La paralysie et l'atrophie n'ont que peu de tendance à la guérison spontanée ; sous l'influence de l'exercice seul, les muscles peuvent reprendre leur force et leur volume, mais cette régénération est tardive et incomplète.

On doit donner le nom de *réflexes* à la paralysie et à l'atrophie musculaire par suite d'arthrite.

TRAITEMENT

Etant donnée la pathogénie de cette lésion, le traitement par l'électricité est indiqué ; il donne en effet d'excellents résultats ainsi que le massage.

Le traitement ne doit être appliqué que *lorsque tous les phénomènes inflammatoires ont disparu dans l'article.*

L'électricité n'a été employée qu'après les belles recherches de Duchenne de Boulogne.

Hiffelsheim, Remak, Hetzig, Legros, Hayem, Le Fort et Onimus ont étudié avec soin l'action des courants continus. Il résulte de leurs travaux que le galvanisme agit spécialement sur la nutrition des muscles, tandis que la faradisation en provoquant des contractions dans les fibres non dégénérées, agit surtout sur le fonctionnement des muscles.

Aussi l'emploi de ces deux sortes d'électricité est-il indiqué pour refaire les muscles; sous leur influence, les muscles recouvrent en peu de temps une grande partie de leur force et de leur volume.

La durée du traitement est d'habitude courte, l'amélioration survient avec rapidité (1).

(1) *Bulletin Général de Thérapeutique*, numéro du 30 octobre 1885, page 384 : Saint-Agnès, *De l'Étiologie de la luxation dans la Coxalgie*, Thèse de Paris, 1885.

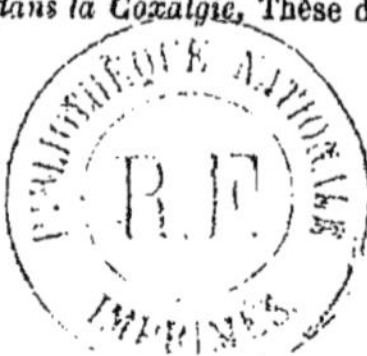

Toulouse. — Imprimerie F. TARDIEU, rue des Gestes, 6.

PUBLICATIONS DE *L'ÉCHO MÉDICAL*

De l'Hémiplégie syphilitique, par M. le professeur PITRES ; leçons recueillies et résumées par M. E. BITOT, interne des hôpitaux. Brochure grand in-8°, prix................ 1 fr

Étude médico-psychologique sur Shakespeare et ses œuvres, sur Hamlet en particulier, brochure in-8°, par M. le docteur BIAUTE, médecin en chef de l'asile d'aliénés de Nantes, prix.......... .... 1 fr.

Étiologie de la Myopie, par M. le docteur Georges MARTIN, oculiste à Bordeaux, membre du Conseil central d'hygiène de [illegible] Gironde, ancien chef de clinique du docteur de WECKER, [illegible]ochure in-8°, prix....... .... 1 fr.

La Tunique vaginale préexiste-t-elle au testicule dans [illegible] scrotum ? par M. J. ROY, interne des hôpitaux de Toulouse, élève du service de santé militaire, brochure in-8°, prix...................................... 1 fr.

De la non-terminalité des artères corticales du cerveau, par M. J. BISCONS, élève de santé militaire, prosecteur à l'Ecole de médecine de Toulouse, prix.............. 1 fr.

De la Neurasthénie, par M. le professeur PITRES ; leçons recueillies et résumées par M. Emile BITOT, interne des hôpitaux de Bordeaux, brochure in-8°, prix.......... 1 fr.

Détermination de la responsabilité chez un individu faible d'esprit né de mère épileptique, par M. le docteur Victor PARANT, brochure in-8°, prix..................... 1 fr.

De l'Allaitement, sa conduite, ses difficultés et les moyens d'y remédier, par M. le docteur L. SECHEYRON, ancien interne des hôpitaux de Paris, brochure in-8°, prix........ 1 fr.

Toulouse, Imp. F. TARDIEU, rue des Gestes, 6.

www.ingramcontent.com/pod-product-compliance
Ingram Content Group UK Ltd.
Pitfield, Milton Keynes, MK11 3LW, UK
UKHW020231200726
13856UKWH00004B/1708

9 782011 294678